AF315157

NOTICE

SUR LE

CHOLÉRA

SES CAUSES — SES EFFETS — SON TRAITEMENT

CONSEILS AUX FAMILLES

PARIS

A l'Office de Publicité Louis Descomble

31 — rue de Trévise — 31

1884

Pour avoir de l'Eau de St-GALMIER naturelle
Écrire à la Cie DES EAUX DE St-GALMIER, 15, Faubᵍ Montmartre.

HÉMORRHOÏDES ET FISSURES

Les Hémorrhoïdes constituent une affection que beaucoup de personnes cachent avec soin ; ce n'est qu'à la suite d'incommodités sérieuses ou de souffrances vives qu'elles songent à en dire un mot à leur médecin.

Il y a du reste, il faut le reconnaître, un préjugé absurde qui prétend que l'on ne doit pas s'en débarrasser, que c'est un mal béni, une garantie de santé.

Pour faire justice de ce raisonnement, il suffit de s'adresser aux intéressés et de leur demander si leur santé est plus florissante qu'avant l'apparition des Hémorrhoïdes. La réponse ne sera pas douteuse.

En effet, elles n'empêchent rien et elles sont en revanche le point de départ d'une longue série de souffrances et d'incommodités. Car indépendamment des Hémorrhagies qu'elles déterminent et de l'affaiblissement qui en résulte, les Hémorrhoïdes peuvent s'ulcérer, se compliquer de fistules, de fissures et provoquer même la chute du rectum.

Heureusement qu'il existe un spécifique certain de cette affection dont les bons effets peuvent être attestés de milliers de malades qui lui doivent soulagement et guérison. Ce remède est la **Pommade Royer**.

La **Pommade Royer**, en agissant énergiquement sur le système sanguin résout la tumeur Hémorrhoïdale. Sous l'influence de son action tout à la fois calmante et astringente, les douleurs cessent, les tumeurs se flétrissent et la suppuration disparaît complètement.

Grâce à elle, les fissures sont guéries sans opérations

Le Pot : 3 fr.

DÉPOT GÉNÉRAL :

Pharmacie A. DUPUY, Successeur de Royer

225, rue Saint-Martin, 225

NOTICE SUR LE CHOLÉRA

SES CAUSES — SES EFFETS — SON TRAITEMENT

CONSEILS AUX FAMILLES

Le choléra est une maladie épidémique caractérisée par des selles abondantes et d'une nature particulière, par des vomissements, des crampes, un refroidissement considérable, la couleur livide de la face.

Choléra vient du latin *cholera*, bile colère; du grec *cholera*, qui dérive lui-même de *cholè*, bile dure; le mot *cholera* signifie donc colique bilieuse, épanchement de bile.

Tous les auteurs ont décrit trois espèces d'affections : 1º le choléra asiatique, 2º le choléra nostras ou sporadique et 3º le choléra infantile.

I. CHOLÉRA ASIATIQUE

Cette maladie a reçu un grand nombre de noms. Dans l'Inde on l'appelle *vedi-vandi, mordechi* ou *mordyxim*. Elle apparut en Europe et y fut connue sous les noms de *passion cholérique, trousse galant, cholera morbus, typhus indien, peste indienne, maladie bleue, maladie noire, choléra épidémique, indien, spasmodique,* etc.

Dès la plus haute antiquité, cette maladie était répandue dans la haute Asie, dans l'Inde et dans la Chine, mais jusqu'en 1817 elle était restée endémique et confinée dans les pays qui l'avaient vue naître, lorsque tout d'un coup, changeant de caractères, elle prit l'allure voyageuse et pénétra en Europe. Depuis ce moment, à plusieurs reprises, et avec une persistance et une ténacité cruelle, le choléra désola l'Europe et étendit ses ravages dans les deux mondes. L'origine mystérieuse du fléau, la dévastation qu'il traîne à sa suite, la terreur légitime qu'il inspire aux populations à la première menace de ses invasions réitérées, expliquent suffisamment l'intérêt qui s'attache à l'étude du choléra asiatique. Plusieurs questions du plus haut intérêt ont été agitées dans ces derniers temps; il ne suffit plus aux praticiens, trop souvent désarmés en présence de ce redoutable ennemi, de connaître les symptômes et les effets prochains de l'affection cholérique; il faut trouver les moyens de le vaincre ou de le dompter; il faut parvenir à s'affranchir de l'effrayant tribut qu'il prélève à chacune de ses invasions sur les populations alarmées de l'Occident. Malheureusement, la thérapeutique a toujours été impuissante.

Encore qu'une médication appropriée ait réussi à diminuer la mortalité, elle est bien loin d'avoir résolu le problème de la curabilité du choléra. On songe donc et on doit songer à étudier les conditions étiologiques au milieu desquelles il se propage, ses origines premières, les mesures prophylactiques propres à éloigner ses invasions, etc. Nous étudierons donc successivement le choléra à ces différents points de vue.

Origine du choléra asiatique. — Le choléra est bien certainement originaire de l'Inde; tous les ans, tous les deux ans, tous les cinq ans au plus le fléau sévit sur les populations qui habitent l'immense delta formé par le Gange et le Brahmapoutra.

La première opinion émise sur la primitive origine du choléra indien, c'est qu'elle doit être attribuée à l'insalubrité naturelle de la vallée du Gange, près de son embouchure. Là, dans un vaste delta de 3650 kilomètres, règne, pendant une grande partie de l'année, une chaleur torride; le fleuve se déverse à la mer par une foule de canaux, où les eaux boueuses du Gange stagnent et engorgent leurs embouchures. Ajoutez à une végétation luxuriante, qui produit une énorme quantité de détritus putréfiés, les cadavres de toutes sortes d'animaux et même d'hommes que les Indiens confient au Gange sur un lit de feuilles; joignez à ces conditions d'insalubrité naturelle la misère des habitants, l'oubli des prescriptions les plus élémentaires de l'hygiène, et vous aurez l'explication de la facile production d'une sorte d'empoisonnement miasmatique spécial à cette région. Cependant tous les auteurs qui se sont occupés de l'origine du choléra asiatique ne sont pas d'accord sur les causes prochaines qui lui donnent naissance. On sait encore que l'existence permanente du choléra sur les bords du Gange n'est pas extrêmement ancienne et que, dans les temps reculés, au milieu de conditions plus défavorables encore, le choléra était, dans l'Inde, plutôt accidentel qu'endémique. Une observation plus concluante a été faite dans ces derniers temps, lors des travaux de la commission internationale. On a remarqué que, lorsque le choléra sévit dans l'Inde, il se déclare plus particulièrement dans les villes saintes, au moment où s'effectuent de vastes rassemblements de pèlerins pour la célébration des fêtes religieuses. Cependant l'épidémie se confine dans la ville ou dans le lieu qu'ils habitent et disparaît souvent avec eux. Dans cette circonstance, l'épidémie a-t-elle été apportée par quelques pèlerins ou bien doit-elle se déclarer spontanément par suite d'une agglomération considérable d'hommes, par le seul fait de l'inobservation des règles de l'hygiène, de l'accumulation des détritus putrides ou des déjections d'un grand nombre d'hommes et d'animaux? Cette question n'est pas encore résolue, et c'est à la résoudre que tendent les efforts incessants de la commission internationale établie pour rechercher les causes productrices du fléau cholérique. La solution de cette question d'origine appartient encore à l'avenir.

Migrations du choléra asiatique. — Si le choléra était resté une maladie endémique sur les bords marécageux du Gange, il aurait médiocrement intéressé les occidentaux; mais il en a été autrement, et, par suite de circonstances encore inexplicables, il prit au commencement de ce siècle des allures envahissantes et voyageuses.

Au mois d'août 1817, le choléra éclate dans l'Inde à deux points opposés : à Chittagond et à Patuà. En 1818 le fléau atteignait Calcutta et envahissait l'Indoustan jusqu'à Carnatie ; il frappait toute la côte jusqu'à Madras. En 1819, Ceylan, le Coromandel, la presqu'île de Malaca, Sumatra, Bourbon (Réunion) et l'Ile de France (Maurice) sont atteints ; en 1820, Java, Bornéo, les Philippines, Manille et Batavia ; en 1821, Macassar et Madura, et dès 1821 le choléra envahissait la Perse et la Syrie. C'est seulement en 1823 que le choléra franchit la frontière d'Europe par le Caucase ; un long répit suivit cette première invasion et le fléau parut s'assoupir jusqu'en 1829. Dans le courant de 1830, le fléau désolait l'Empire des czars et faisait son entrée à Moscou le 20 septembre. Le ravage fut effroyable. En deux mois le fléau moissonnait 4385 personnes sur un nombre double de malades. Cependant, en 1831, l'épidémie atteint la Pologne et éclate le 14 avril à Varsovie ; au mois d'août elle envahit la Prusse

---

Pour avoir de l'Eau de **St-GALMIER** *naturelle*
Écrire à la Cie DES EAUX DE St-GALMIER, 15, Faubg Montmartre.

et l'Autriche, tue 1400 personnes à Berlin et 2000 à Vienne; de ces points le fléau rayonne dans les provinces baltiques, franchit la mer du Nord, et pénètre en Angleterre par Sunderland en 1832. Le 27 janvier il est à Edimbourg et le 10 février à Londres. La France ne pouvait échapper à la cruelle invasion. En effet, le 15 mars 1832 on signalait le choléra à Calais et le 26 il était à Paris, d'où il rayonnait par toute la France épouvantée.

. L'extension du mal fut rapide; au 31 mars il y avait à Paris 300 malades; l'épidémie dura *six mois* et présenta une recrudescence en juin et juillet. Cette épidémie coûta à la capitale 18,406 victimes sur une population de 645,698 âmes, soit plus de 23 décès par 1000 habitants. De France le fléau s'étendit avec facilité aux pays circonvoisins, sauf la Suisse, qui fut seule épargnée. Ce fut d'abord le tour de la Hollande. Le 8 juin 1832 il était à Québec au Canada; au 15 juin 1833 il atteignait le Portugal, puis l'Espagne en 1834 et le midi de la France en 1835. La deuxième épidémie cholérique ne devait guère être moins cruelle que la précédente. Au mois de septembre 1847, le fléau éclate à Moscou et à Constantinople, d'où il ne tarde pas à s'étendre dans le nord de l'Europe. La France est atteinte pour la deuxième fois, et le choléra débute encore à Calais, envahit Lille à la fin de 1848 et se montre à Saint-Denis au Dépôt de mendicité, et enfin à Paris le 7 mars de la même année. Cette seconde épidémie avait coûté à la capitale 16,165 victimes et avait duré neuf mois. La troisième invasion n'a pas l'Inde pour point de départ. Le choléra, mal éteint dans les provinces baltiques, semblait se créer là des foyers secondaires. En novembre 1853, après avoir ravagé la Suède, la Norwège, la Russie, la Zélande, le fléau faisait sa troisième entrée dans Paris. Il y dura cette fois quatorze mois et y fit 9219 victimes. C'est à cette époque que le choléra suivait en Afrique nos troupes d'occupation et éclatait dans le camp français, en Crimée, le 7 juillet 1854.

La quatrième épidémie nous vient encore d'Orient. Apporté probablement de la Mecque au commencement de mai 1865, le choléra se répand avec une effroyable intensité sur les pèlerins, gagne Alexandrie et Suez, et, par un des paquebots venus d'Orient sans doute, pénètre à Marseille en juin et juillet 1865. Après avoir ravagé plusieurs villes de la Provence, il arrive enfin à Paris sans atteindre les villes intermédiaires. C'est le 23 septembre que le premier cas est signalé. Le nombre des malades augmente rapidement et, le

15 octobre, le nombre des décès s'élève à 264. Ce n'est qu'à partir de ce moment qu'il diminue graduellement jusqu'au 15 janvier 1866. Le fléau avait fait cette fois 6000 victimes et semblait éteint, lorsqu'au mois de juillet de la même année il se réveille avec une nouvelle intensité, frappe Amiens et un grand nombre de villes du littoral de la Manche, et fait encore à Paris 6 à 7000 victimes nouvelles; au mois de janvier 1867, l'épidémie était à peine éteinte dans la capitale et quelques cas isolés se montrent pendant une bonne partie de l'année.

De l'observation des diverses époques d'épidémie cholérique dont Paris fut le théâtre et de la comparaison de leur durée ne serait-on pas tenté de craindre que le choléra ne demeure parmi nous endémique comme dans l'Inde? Cette appréhension est partagée par un grand nombre de personnes; mais encore qu'elle soit peu justifiée, il est à noter qu'en ce cas même le choléra perdrait en intensité ce qu'il gagnerait en durée, et que la mortalité qu'il produirait serait inférieure peut-être à celle que produisent diverses maladies endémiques chez nous et cependant peu redoutées.

Mode de transmission du choléra asiatique. — Personne ne pourrait aujourd'hui contester l'importance d'une question qui intéresse à un si haut point de vue la santé publique et dont dépendent uniquement les mesures préservatrices qu'il convient d'adopter. Un premier point paraît établi : c'est que le choléra est d'origine étrangère à nos climats. On sait qu'il est un grand nombre de maladies qui se produisent sous la forme épidémique, c'est-à-dire qui attaquent à la fois et dans un même lieu un grand nombre de personnes. Parmi celles-ci cependant il en est qui, tout en se montrant à l'état épidémique, ne laissent pas d'apparaître isolément sur des individus éloignés les uns des autres. Ces maladies sont donc à la fois sporadiques et épidémiques. Tels sont la fièvre typhoïde, le croup, l'angine couenneuse, l'érésipèle, etc.

Quant au choléra qui ne saurait être compté au nombre de ces maladies, il est toujours épidémique dans nos pays et s'il apparaît sous la forme sporadique, il cesse de présenter les caractères du choléra asiatique. Mais les maladies épidémiques diffèrent beaucoup d'origine. Nous ne pouvons rapporter le choléra à certaines conditions dans l'alimentation, à des causes morales ou à des influences climatériques ; il ne nous reste plus pour expliquer son développement à l'état épidémique, qu'à invoquer l'infection ou la contagion. Il y a infection lorsqu'un miasme morbigène se développe en une région donnée, et provoque l'apparition d'une maladie spécifique autour du foyer de production à des distances plus ou moins grandes. L'air est alors le véhicule du miasme, qui s'y dissémine au gré des vents et sème la maladie par une sorte d'irradiation centrifuge. C'est ainsi que se développe la fièvre paludéenne sous l'influence des miasmes paludéens. Mais l'individu attaqué par le miasme infectieux, ne régénère pas la maladie qu'il porte en lui et ne la communique à personne. Dans la contagion il n'en est plus de même. La contagion s'établit d'individu à individu par le contact direct ou indirect. L'élément de la contagion est cependant variable; tantôt c'est un virus fixe ou un pus qui ne se communique que par contact direct. C'est le cas de la syphilis, de la rage, de la vaccine, etc.; tantôt c'est un virus volatil, véritable miasme qui se dissémine dans l'atmosphère, qui environne le malade et communique la maladie à ceux qui respirent cet air, c'est le cas de la variole, de la peste, du typhus, etc.; tantôt enfin c'est simplement un parasite végétal ou animal.

Dans tous les cas il y a contagion ; mais le caractère spécial de la contagion réside dans cette propriété que possède le malade de multiplier à l'infini dans son propre corps l'élément contagieux dont il a d'abord subi les atteintes. Si cet élément contagieux est visible, tangible, inoculable, c'est un **virus**, et c'est le propre des virus de se transmettre par contagion. Si l'élément contagieux n'est qu'un parasite végétal ou animal, s'incorporant ou se greffant de l'individu malade à l'individu sain, le doute n'est pas permis non plus, mais le mode de propagation n'est pas toujours aussi clair. Lorsque la maladie se transmet par un virus volatil, véritable miasme morbigène qui répand la maladie autour du malade, on peut se demander si le malade lui-même est réellement la cause occasionnelle des affections semblables à celles dont il est atteint. Les personnes qui entourent le malade ne sont-elles pas, elles aussi, soumises aux mêmes influences que lui-même a ressenties, et ne peuvent-elles pas en éprouver les mêmes effets ? C'est là la question qui a été soulevée à propos du choléra. Est-il le résultat d'une infection comme la fièvre intermittente ; c'est-à-dire se développe-t-il épidémiquement chez plusieurs personnes respirant le même air et aspirant ainsi le même miasme colporté de proche en proche dans l'atmosphère? Ou bien est-il le résultat d'une contagion, et chaque cholérique est-il lui-même un foyer de production miasmatique, se propageant autour de lui par irradiation morbigène? La solution de cette question a occupé et occupe encore les plus éminents pathologistes de notre temps. Les gouvernements et les populations s'en sont émus et tout le monde sent l'importance d'une solution qui peut donner la clef d'une prophylaxie efficace du plus terrible fléau des temps modernes.

Causes du choléra asiatique. — En invoquant la contagiosité du choléra nous avons fait connaître la cause déterminante de cette maladie, mais à côté des causes déterminantes se placent les causes prédisposantes. Elles sont en grand nombre : 1º la préexistance de certaines maladies, telles que la diarrhée, la suète, la grippe; 2º certaines influences atmosphériques, un état hygrométrique considérable, les fortes chaleurs de l'ozone atmosphérique; 3º des prédispositions individuelles, telles qu'un âge avancé, un régime alimentaire insuffisant, de vives émotions morales, etc.; à un autre ordre de causes, les causes occasionnelles, nous rapporterons les écarts de régime, les abus de liqueurs alcooliques, l'ingestion de boissons froides, les changements brusques de température, les refroidissements, la fatigue.

Par contre on a signalé plusieurs cas d'immunité, mais qui n'ont rien d'absolu.

Symptômes du choléra, sa marche, sa durée, sa terminaison. — L'affection cholérique comprend souvent trois périodes : Celle d'incubation, celle d'invasion et de progrès, celle de réaction. La première période s'étend du moment où l'infection contagieuse a frappé le sujet malade jusqu'à celui où éclatent les symptômes du choléra confirmé. La durée de cette période ne saurait être précisée. Lorsqu'elle ne manque pas elle ne présente qu'une série de symptômes qui n'ont rien de caractéristique. Ce sont ordinairement des malaises subits, des évacuations répétées suivies de syncopes, ou bien un état de souffrances vagues, un affaiblissement rapide, des coliques sourdes, le défaut d'appétit, la diarrhée (celle qu'on appelle diarrhée prémonitoire et qui manque rarement).

Pour avoir de l'Eau de **S¹-GALMIER** *naturelle*
Écrire à la Cⁱᵉ DES EAUX DE St-GALMIER, 15, Faubᵍ Montmartre.

Ces troubles des sens et un grand abatte-
ment moral, cet état se prolonge un ou deux
jours, puis le choléra éclate.

La seconde période de l'affection est celle
du choléra confirmé. On l'appelle quelquefois
période algide, cyanique ou asphyxique, mais
cette dénomination ne convient qu'à la
seconde portion de cette période. Si les
phénomènes de la précédente période ont
persisté dans toute leur intensité, les vomissements et les évacuations alvines prennent
le caractère d'un véritable flux. Celui qui
s'établit par l'intestin est d'abord séreux ou
bilieux, et ensuite composé d'une matière
dite cholérique, liquide, blanchâtre, grume-
leuse et uniformément trouble, semblable
tantôt à du petit lait non clarifié, tantôt à
une décoction de riz ou de gruau, tantôt à
une bouillie un peu claire. — On y trouve
aussi du sang, des vers intestinaux et des
cercomonades. La soif est ardente, elle s'ac-
compagne d'une violente douleur à l'épi-
gastre et d'un hoquet prolongé.

En même temps des crampes très pénibles
se montrent dans les muscles des membres
inférieurs, elles siègent particulièrement aux
mollets et s'étendent souvent à tous les
muscles du corps. Le pouls est petit, insensible, les extrémités froides. La face et le

reste du corps prennent ensuite part au refroidissement général.

Les traits s'altèrent, une agitation vive et des tremblements s'emparent du malade, le froid augmente, le pouls se supprime, des plaques bleuâtres couvrent le corps, les ongles sont livides et presque noirs, les doigts ridés, l'œil s'enfonce dans l'orbite, il est terne et entouré d'un cercle bleuâtre, la respiration est faible et lente ou bien rare et anxieuse, l'haleine est froide. Les secrétions, et particulièrement celle de l'urine, sont supprimées.

La voix s'éteint, le nez glacé tombe quelquefois en gangrène, la cornée de l'œil se flétrit et se ternit, une sueur visqueuse couvre le visage et les extrémités, l'intelligence, restée intacte jusqu'à ce moment, s'obscurcit, la respiration est remplacée par un hoquet convulsif et la mort arrive au milieu d'un calme apparent. Telle est la deuxième période du choléra, celle qui, à elle seule, caractérise le choléra asiatique. Sa durée varie d'un à plusieurs jours. Tantôt elle succède à une période prodromique, tantôt elle débute brusquement sans symptômes prémonitoires, tantôt elle se termine par la mort avant l'arrivée de la cyanose, tantôt les symptômes qui la caractérisent subissent une dernière modification et la maladie arrive à la troisième période.

La troisième période du choléra ou période de réaction n'est pas caractérisée précisément par une amélioration dans l'état du malade, mais par une transformation de la maladie. Le froid, parvenu à un certain degré, cesse de s'étendre, la chaleur revient, le pouls apparaît, augmente et devient fébrile, le visage se colore, l'œil s'anime, une réaction générale se manifeste. Ici, plusieurs cas peuvent se présenter. Si la réaction s'exagère, elle amène des phénomènes apoplectiques, des spasmes, des congestions, des phlegmasies ou des congestions locales, particulièrement la fluxion de poitrine ou la congestion cérébrale, plus rarement la congestion des viscères abdominaux. Dans ces différents cas, le malade peut succomber et la mort arrive au milieu du délire.

La réaction peut être aussi fort irrégulière avec la manifestation intermittente ou momentanée des symptômes décrits plus haut. La cyanose n'a pas disparu et est remplacée par une teinte plombée de la peau, le hoquet n'a pas cessé, le pouls redevient insensible et le malade s'éteint en proie à un délire léger. Lorsqu'au contraire la réaction est franche et modérée, le malade peut échapper à la mort.

Alors tous les symptômes précités disparaissent graduellement ou changent de nature, la respiration revient à son état normal, les urines apparaissent et une sueur abondante consacre le retour du malade à la santé. La durée totale du choléra ne dépasse pas ordinairement de 1 à 3 jours, mais il est des cas foudroyants où le malade succombe en moins de six heures, d'autres où il lutte pendant 40 ou 50 jours. La convalescence est rarement franche et rapide, la rechute et les récidives sont toujours à craindre.

Il est inutile, après ce tableau que nous avons tracé de l'affection cholérique, d'ajouter que cette maladie est une des plus redoutables que nous connaissons : l'épidémie frappe quelquefois un dixième de la population ; elle a, dans certains cas, atteint jusqu'à la moitié. Quant à la mortalité, elle s'accuse dans l'effrayante proportion de 50,60 et quelquefois 80 décès pour cent malades. Elle est toujours, en moyenne, de $50\,^0/_0$, et nos plus récentes épidémies n'ont pas fourni une moindre proportion.

Lésions anatomiques du choléra asiatique, nature de la maladie. — On a signalé un grand nombre de lésions observées sur les cadavres de personnes mortes à la suite d'une attaque de choléra, mais plusieurs de ces lésions n'ont rien de caractéristique et se retrouvent dans d'autres affections. Les plus caractéristiques, à notre avis, sont l'altération du sang et celle de l'intestin. Le sang des cholériques est noir, poisseux, épais, chargé de substances grasses et rempli de caillots fibrineux déposés sur les parois des vaisseaux. L'intestin, quelquefois l'œsophage et l'estomac, sont le siége d'une altération que nous avons signalée comme caractéristique : nous voulons parler de la psorrentérie, qui consiste dans une granulation particulière de la muqueuse digestive. On pourrait encore signaler comme un des traits caractéristiques de l'affection cholérique, la lenteur avec laquelle les cadavres se refroidissent et la persistance de quelques mouvements musculaires qui s'observent après la mort.

Quoi qu'il en soit des théories, pour la plupart inacceptables, tendant à formuler nettement une opinion sur la nature de la maladie, cette nature du choléra est encore un mystère, et les recherches multipliées de la thérapeutique, loin d'éclairer la question, n'ont servi qu'à l'obscurcir davantage.

Traitement du choléra asiatique. — Il est une erreur qui tend malheureusement à s'accréditer de plus en plus : beaucoup de personnes disent qu'il n'y a pas de remède contre le choléra. Si l'on veut dire par là qu'il n'y a pas de spécifique ou de remède héroïque capable de lui être opposé, cela n'est malheureusement que trop vrai; mais si l'on veut prétendre que l'art est absolument impuissant à prévenir ou à modifier l'affection, les faits sont là pour démontrer qu'il existe bon nombre de mesures préventives, et les statistiques s'accordent à prouver que la mortalité est moins grande chez les malades soignés avec intelligence que chez ceux qui sont abandonnés et privés des secours du médecin.

Le traitement préventif comprend l'ensemble des mesures prophylactiques propres à empêcher l'épidémie de se répandre parmi les populations. Elles se résument de la manière suivante : 1° la suppression des marchés, caravansérails, caravanes, pèlerinages dans les pays d'Orient ou règne le choléra : 2° l'isolement des cholériques; 3° l'établissement de quarantaines très sérieuses à l'égard des individus et des marchandises provenant des pays infectés. En outre, si le choléra est déclaré dans une ville, aucune mesure d'hygiène n'est à négliger. Ce sont les mêmes d'ailleurs qui conviennent à toutes les épidémies : laver les rues, enlever promptement les cadavres, enterrer ou brûler les matières putrides, détruire les effets qui ont servi aux malades, etc., etc. Quant à l'individu lui-même, il n'existe de moyen réellement héroïque que l'émigration du pays infecté ou la séquestration absolue, ce qui est tout-à-fait impraticable. En dehors de ces conditions, les seules indications sont de ne s'écarter jamais des règles d'hygiène, conserver ses habitudes sans rien changer à son régime ordinaire; surtout s'abstenir de tout excès et de ces *drogues excitantes* et *toujours pernicieuses*, qu'une *funeste habitude a mises à la mode.*

Le traitement curatif varie avec la période de la maladie; il faut donc distinguer le traitement qui convient à la période prodromique (ou choléra confirmé) et celui qui convient à la période de réaction.

À la période prodromique, le traitement est loin d'être sans efficacité, et les succès les plus réels ont couronné les tentatives des médecins. C'est en combattant les symptômes prédominants que le praticien réussit souvent à écarter les redoutables accidents de la seconde période. Si, au début de l'affection, on observe les symptômes d'un embarras gastrique, on administre un vomitif, des boissons acidulées et aromatiques, et on ordonne un régime sévère. La noix vomique et la strychnine trouvent souvent leur emploi dans cette période de la maladie, puis vient le traitement de la diarrhée. Les astringents et les opiacés sont les remèdes les plus employés dans cette période. C'est l'opium, le sous-nitrate de bismuth et le rathania à l'intérieur, le laudanum en lavements.

Les fortifiants sont administrés aux malades affaiblis, les bains tièdes et autres spasmodiques à ceux qui sont sujets à des crises nerveuses; enfin il n'est pas jusqu'au traitement antiphlogistique qui ne soit employé avec succès à l'égard des sujets pléthoriques. A la seconde période on s'attachera à faire disparaître la surabondance des évacuations; quelquefois les purgatifs seront employés, mais le plus souvent les astringents, et particulièrement le laudanum à haute dose, seront indiqués. Les applications externes de corps chauds, de bains sinapisés, d'essence de térébenthine, sont opposés au refroidissement. Pour la période de réaction, on doit veiller à ce qu'elle soit franche et complète, et les

Pour avoir de l'Eau de **St-GALMIER** *naturelle*
Écrire à la Cie DES EAUX DE St-GALMIER, 15, Faubg Montmartre.

stimulants viennent en aide lorsqu'elle est languissante; une légère alimentation aide au traitement.

Nous avons fait connaître dans le paragraphe qui précède la médication en quelque sorte réglementaire et traditionnelle du choléra, mais on ne s'étonnera pas que, en présence de cette thérapeutique souvent impuissante, beaucoup de praticiens aient songé à préconiser différents modes de traitement basés sur d'autres principes. Ceux-ci, entre les mains de leurs inventeurs mêmes, n'ont toutefois fourni que de médiocres résultats, et nous ne craignons pas de répéter que le spécifique du choléra est encore à trouver.

II. CHOLÉRA SPORADIQUE

En dehors des conditions habituelles de l'épidémie, il n'est pas rare d'observer en France une maladie ayant une grande ressemblance avec le choléra asiatique. Elle en diffère particulièrement par ce double caractère qu'elle ne sévit pas épidémiquement sur les populations et qu'elle est rarement mortelle. C'est à cette forme que l'on a donné le nom de choléra sporadique, choléra nostras, choléra morbus européen. Mais une première question a divisé les praticiens. Le choléra nostras est-il absolument différent du choléra asiatique ou n'en est-il qu'une forme mitigée? il n'y a point d'accord à ce sujet. Disons toutefois que l'opinion de la majorité, qui est aussi celle des praticiens les plus éclairés, est favorable à la doctrine qui considère le choléra sporadique comme une maladie spéciale, un simple flux auquel il conviendrait de donner simplement le nom de *gastro-enterrorhée choleriforme*. Cette affection se déclare d'une manière spontanée et se montre ordinairement isolée. Elle reconnaît pour principales causes occasionnelles : la température très élevée de certains climats, le refroidissement du corps en sueur, l'action du froid sur le ventre, l'ingestion de certains aliments indigestes, les boissons froides, l'action de quelques miasmes putrides, enfin une constitution épidémique spéciale, qui se montre au déclin de la saison chaude, particulièrement en France, en juillet, en août et au moment de la vendange.

La maladie débute ordinairement brusquement par des vomissements et des déjections alvines. Ces déjections sont composées de matières alimentaires auxquelles succèdent des liquides verdâtres extrêmement fétides. Les évacuations se répètent avec une fréquence croissante et s'accompagnent de coliques atroces et d'un sentiment de défaillance insurmontable dans l'intervalle, des vomissements, des nausées, une soif ardente; la gorge est brûlante, le pouls fréquent et petit, les extrémités froides, les crampes se font sentir, les urines sont rares et quelquefois se suppriment. Ces phénomènes peuvent se produire pendant deux jours, mais généralement le deuxième ou troisième jour un mieux réel se produit. La convalescence est prompte, à moins que, comme cela arrive quelquefois, la mort n'arrive par suite de l'épuisement causé par de trop fréquentes déjections. Dans le traitement du choléra sporadique on retrouve à peu près les mêmes indications que dans le choléra asiatique. Il faut compter sur les opiacées à doses répétées pour arrêter les évacuations alvines et les vomissements, les bains chauds sont encore les plus habituellement employés et dont l'usage est généralement suivi de succès.

III. CHOLÉRA INFANTILE

Le choléra infantile, de l'avis du docteur Trousseau, est une affection spéciale à l'enfance et très distincte du choléra ordinaire. Il sévit sur ceux-ci au moment de leur sevrage et pendant la saison d'été, de sorte que l'affection semble résulter des conditions atmosphériques particulières.

La maladie débute brusquement par la diarrhée, puis les vomissements, la fièvre, les douleurs du ventre sensible à la pression, l'altération des traits, la petitesse du pouls, le refroidissement des extrémités et la congestion de la tête et des yeux. La langue est sale et blanche, l'estomac ne tolère aucun aliment, la soif est ardente, aux vomissements succèdent les spasmes et dans les cas graves, la mort. Le choléra infantile, toujours grave, appelle un prompt traitement; aux petits malades on prescrira l'eau albumineuse (blancs d'œufs délayés dans l'eau, les boissons féculentes et surtout la viande crue).

CONCLUSIONS

Il est donc de toute utilité aussitôt que l'on ressent les symptômes que nous venons de décrire, d'appeler en toute hâte un bon médecin.

Tant que durera l'épidémie, ne faire aucun excès, suivre le régime habituel, ne pas se frapper le moral et se faire une peur exagérée, et employer tous les agents hygiéniques que la médecine nous indique.

La plus grande propreté, les lavages fréquents, une saine nourriture, sont les moyens les plus sûrs d'éviter les atteintes du fléau.

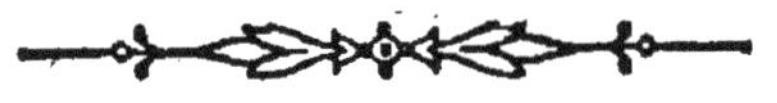

LA VIE EN MÉNAGE

L'hygiène individuelle. — Savon au Phénol-Bobœuf.
Dentifrice au Phénol-Bobœuf.

Les dissertations auxquelles a donné lieu le choléra, depuis son invasion en France, ont été quelquefois divergentes, soit sur les causes de la maladie, soit sur le mode de propagation du ferment infectieux. Mais il y a une conclusion uniforme et commune aussi bien aux rapports de la science française qu'à ceux de la science allemande. Et cette conclusion est que le meilleur préventif consiste dans une bonne et rigoureuse hygiène.

J'ai insisté déjà, dans un précédent article, sur la nécessité et sur l'efficacité de cette rigoureuse hygiène individuelle.

J'y reviens aujourd'hui avec la conviction qu'on ne saurait trop se préoccuper des moyens propres à faire entrer dans nos habitudes l'usage répété, et pour ainsi dire inconscient des produits les plus propres à assurer cette hygiène individuelle.

Le docteur Koch conseillait récemment d'additionner de quelques gouttes d'acide phénique l'eau dont on se sert pour les ablutions journalières en temps d'épidémie. Conseil excellent, mais difficilement praticable et dangereux, tout le monde n'étant pas apte à doser la quantité d'acide phénique nécessaire pour une bonne lotion.

Il fallait résoudre cette difficulté.

Elle vient de l'être de la façon la plus heureuse par la composition non seulement d'un savon, mais d'une eau dentifrice phéniquée.

Le savon possède au plus haut degré toutes les qualités onctueuses et saines et les dentifrices sont d'excellents préservatifs des affections des gencives, de la bouche et de la gorge.

Ces deux produits à base de Phénol-Bobœuf (7, rue Coq-Héron), sont en même temps, d'un usage agréable et d'une utilité incontestable au point de vue thérapeutique.

Le savon convient aux peaux les plus fines, comme les dentifrices satisferont, en leur donnant une tonicité s lutal les muqueuses les plus délicates.

D' P IM.

Anti-Epidémique.
Désinfectant hygiénique

PHÉNOL-BOBŒUF

PRIX MONTYON décerné par l'INSTITUT de FRANCE

Médailles d'Or et Diplômes d'honneur

Phénol-Bobœuf — le Flac. **1 fr. 50**

PHÉNOL-BOBŒUF PARFUMÉ

Pour la Toilette

LE FLACON — 2 fr. 50

DENTIFRICE au PHÉNOL-BOBŒUF

FLACON : 5 fr. — 1/2 FLAC. : 3 fr.

SAVON au PHÉNOL-BOBŒUF

LE PAIN : 1 fr. 50

7, rue Coq-Héron, PARIS

à l'Entrepôt spécial de Produits Hygiéniques.

DÉPOTS : PHARMACIES, HERBORISTERIES, ÉPICERIES, &ᵃ

Mulhouse, imp. Veuve Bader et Cⁱᵉ. — Rep. A. Reverchon, 28, faub. St-Martin.

BIBLIOTHÈQUE NATIONALE DE FRANCE

3 7511 00177123 0

www.ingramcontent.com/pod-product-compliance
Ingram Content Group UK Ltd.
Pitfield, Milton Keynes, MK11 3LW, UK
UKHW021625130726
13696UKWH00005B/2060